Insalate da Sogno
Un Viaggio nel Gusto e nella Salute

Luca Rossi

Sommario

Pollo Satay Insalata Sana Più Sana Sammies 9

Insalata di pollo di Cleopatra 11

Insalata tailandese-vietnamita 13

Insalata Cobb di Natale 15

Insalata Di Patate Verdi 18

Insalata di mais bruciato 21

Insalata di cavolo cappuccio e uva 23

Insalata di agrumi 25

Insalata di frutta e lattuga 27

Insalata di mele e lattuga 29

Insalata di fagioli e peperoni 31

Insalata di carote e datteri 33

Condimento cremoso ai peperoni per insalata 34

insalata Hawaiana 36

Insalata di mais bruciato 38

Insalata di cavolo cappuccio e uva 40

Insalata di agrumi 42

Insalata di frutta e lattuga 44

Insalata di pollo al curry 46

Insalata di spinaci e fragole 48

Slaw dolce del ristorante 50

Insalata di maccheroni classica 52

Insalata di pere Roquefort 54

L'insalata di tonno di Barbie 56

- Insalata di pollo festiva 58
- Insalata di fagioli messicana 60
- Insalata di pasta al ranch con pancetta 62
- Insalata di patate dalla buccia rossa 64
- Insalata di fagioli neri e cous cous 66
- Insalata di pollo greca 68
- Insalata di pollo fantasia 70
- Insalata di pollo al curry fruttata 72
- Meravigliosa insalata di pollo al curry 74
- Insalata piccante di carote 76
- Slaw asiatico di mele 78
- Insalata di zucca e orzo 80
- Insalata con frutti di crescione 82
- Insalata Cesare 84
- Insalata Di Pollo E Mango 86
- Insalata di arance con mozzarella 88
- Insalata dei tre fagioli 90
- Insalata di miso e tofu 92
- Insalata di ravanelli giapponese 94
- Cobb sudoccidentale 96
- Pasta Caprese 98
- Insalata di trota affumicata 100
- Insalata di uova con fagioli 102
- Insalata Ambrosia 103
- Insalata di spicchi 105
- Insalata spagnola di peperoni 107
- Insalata di mimose 109

Waldorf classico 111
Insalata di piselli dall'occhio neri 113
Insalata di pollo condita con prosciutto 115
Deliziosa Insalata Di Rucola Con Gamberetti 117
Insalata Di Cobb Di Gamberetti 120
Insalata di melone e prosciutto 123
Insalata di mais e fagioli bianchi 125
Insalata Di Gamberetti In Stile Tailandese 127
Deliziosa insalata con salsa piccante all'ananas 130
Insalata di pollo alla griglia e rucola 134
Insalata di pasta con conchiglie con salsa al latticello ed erba cipollina
 136
Salmerino alpino con vinaigrette al pomodoro 138
Deliziosa insalata di granchio 140
Insalata Di Pollo Orzo 143
Insalata di ippoglosso e pesche 146
Insalata di barbabietole e formaggio blu 148
Insalata verde all'italiana 151
Insalata di broccoli con mirtilli rossi 153
Deliziosa insalata Marconi 155
Insalata di patate e pancetta 157
Insalata di lattuga Roquefort 159
Insalata di tonno 162
Insalata Di Pasta Antipasto 164
Insalata Di Pollo Con Pasta Al Sesamo 167
Insalata Di Patate Tradizionale 169
Tabbouleh di quinoa 171

- Insalata congelata 173
- Insalata di fragole e feta 175
- Insalata Di Cetrioli Raffreddante 177
- Insalata colorata 179
- Insalata di ceci 181
- Insalata piccante di avocado e cetrioli 183
- Insalata di basilico, feta e pomodori 185
- Insalata Di Pasta E Spinaci 187
- Orzo con basilico e pomodori secchi 189
- Insalata Di Pollo Cremosa 191
- Sfida rinfrescante di Green Gram e yogurt 193
- Insalata di avocado e rucola condita con feta sbriciolata .. 195
- Insalata Di Gram Verde Germogliata 197
- Insalata di ceci sana 199
- Insalata di pancetta e piselli con salsa ranch 201
- Insalata Di Asparagi Croccanti 203
- Deliziosa insalata di pollo 205
- Insalata sana di verdure e noodles di Soba 208
- Insalata di lattuga e crescione con salsa di acciughe 211
- Insalata Gialla Semplice 214
- Insalata di agrumi e basilico 216
- Insalata Di Pretzel Semplice 218

Pollo Satay Insalata Sana Più Sana Sammies

ingredienti

1 ½ di peso corporeo di pollame tagliato sottile, alimenti vari, cotolette

2 cucchiai. olio vegetale

Pianificazione della griglia, consigliata: griglia per barbecue Mates Montreal Meal Seasoning di McCormick o sodio grezzo e pepe

3 cucchiai tondi. grande burro di arachidi

3 cucchiai. spezie di soia nera

1/4 di tazza di succo di frutta

2 cucchiaini. spezie piccanti

1 limone

1/4 di cetriolo senza semi, tagliato a bastoncini

1 tazza di carote tagliate a pezzetti

2 tazze di foglie di lattuga tagliate

4 panini croccanti, keiser o casseruole, divisi

Metodo

Riscaldare una padella per barbecue o una grande confezione antiaderente. Coprire il pollame con olio e grigliare il barbecue e cuocere 3 minuti su ciascun lato in 2 lotti.

Mettete il burro di arachidi in un piatto adatto al microonde e fatelo ammorbidire nel microonde a potenza elevata per circa 20 secondi. Mescolare la soia, il succo di frutta, le spezie piccanti e il succo di limone nel burro di arachidi. Getta il pollame con le spezie satay. Mescolare le verdure fresche tagliate. Metti 1/4 delle verdure fresche sul pane sandwich e aggiungi 1/4 del composto di pollame Satay. Prepara i panini e offrili o avvolgili per il viaggio.

Godere!

Insalata di pollo di Cleopatra

ingredienti

1 petto di pollo e mezzo

2 cucchiai. olio extravergine d'oliva

1/4 cucchiaino. fiocchi di spinta rossi tritati

4 spicchi d'aglio schiacciati

1/2 bicchiere di vino bianco secco

1/2 arancia, spremuta

Una manciata di prezzemolo a foglia piatta affettato

Sodio grosso e pepe nero

Metodo

Scalda un grande pacchetto antiaderente sul fornello. Aggiungere l'olio extravergine d'oliva e scaldare. Aggiungere la spinta tritata, gli spicchi d'aglio schiacciati e i petti di pollo. Rosolare i petti di pollo finché non saranno ben dorati su tutti i lati, per circa 5-6 minuti. Lasciar cuocere il liquido e cuocere le offerte, circa 3-4 minuti in più, quindi togliere la padella dal fuoco. Premi il succo di lime fresco spremuto sul pollame e servi con una sferzata di prezzemolo e sale a piacere. Servire immediatamente.

Godere!

Insalata tailandese-vietnamita

ingredienti

3 lattuga latina, tritata

2 tazze di piantine di verdure fresche, qualsiasi varietà

1 tazza di daikon o ravanelli rossi affettati perfettamente

2 tazze di piselli

8 scalogni, tagliati di sbieco

½ cetriolo senza semi, tagliato a metà nel senso della lunghezza

1 litro di pomodorini a uva gialla o rossa

1 cipolla rossa, tagliata in quarti e affettata perfettamente

1 selezione di risultati eccellenti freschi, rifilati

1 selezione di basilico fresco risulta, tagliata

2 confezioni da 2 once di noci affettate, trovate nel corridoio di cottura

8 pezzi di pane tostato alle mandorle o pane tostato all'anice, tagliato a pezzetti da 1 pollice

1/4 tazza di salsa di soia nera tamari

2 cucchiai. olio vegetale

Da 4 a 8 cotolette di pollame tagliate sottili, a seconda delle dimensioni

Sale e pepe nero macinato fresco

1 libbra di mahi mahi

1 lime maturo

Metodo

Unisci tutti gli ingredienti in una ciotola capiente e servi freddo.

Godere!

Insalata Cobb di Natale

ingredienti

Spray antiaderente per la preparazione degli alimenti

2 cucchiai. sciroppo di noci

2 cucchiai. zucchero bruno

2 cucchiai. sidro di mele

1 libbra di pasto a base di prosciutto, completamente pronto, a dadi grandi

½ libbra di grano per papillon, cotto

3 cucchiai. deliziosi cetriolini affettati

Lattuga Bibb

½ tazza di cipolla rossa affettata

1 tazza di Gouda tagliato a cubetti

3 cucchiai. foglie di prezzemolo fresco affettate

Vinaigrette, segue la formula

Fagioli Biologici Marinati:

1 libbra di piselli, diminuire, tagliare in terzi

1 cucchiaino. aglio affettato

1 cucchiaino. fiocchi di spinta rossi

2 cucchiaini. olio extravergine d'oliva

1 cucchiaino. aceto bianco

Pizzico di sale

Pepe nero

Metodo

Preriscaldare il fornello a 350 gradi F. Applicare spray da cucina antiaderente su una teglia. In un piatto di medie dimensioni, mescolare insieme lo sciroppo di noci, il glucosio brunastro e il sidro di mele. Aggiungere il prosciutto e mescolare bene. Metti il composto di prosciutto sulla teglia e cuoci finché non si sarà riscaldato e il prosciutto non avrà preso colore, circa 20-25 minuti. Togliere dal forno e mettere da parte.

Aggiungere il grano, i cetriolini e il prezzemolo nella pirofila con la vinaigrette e mescolare fino a coprire. Fodera un piatto grande per le offerte con la lattuga Bibb e aggiungi i cereali. Disporre la cipolla rossa, il Gouda, i piselli marinati e il prosciutto pronto in file sopra il grano. Servire.

Godere!

Insalata Di Patate Verdi

ingredienti

Da 7 a 8 scalogni, puliti, asciugati e tagliati a pezzetti, parti verdi e bianche

1 piccola selezione di erba cipollina, affettata

1 cucchiaino. Sale kosher

Pepe bianco appena macinato

2 cucchiai. acqua

8 cucchiai. olio extravergine d'oliva

2 sedani rossi Bliss a peso corporeo, lavati

3 foglie di alloro

6 cucchiai. aceto nero

2 scalogni, sbucciati, tagliati in quarti nel senso della lunghezza, affettati sottili

2 cucchiai. senape di Digione liscia

1 cucchiaio. capperi affettati

1 cucchiaino. liquido di capperi

1 mazzetto di dragoncello, tritato

Metodo

In un frullatore, frullare insieme lo scalogno e l'erba cipollina. Aggiustate di sale a piacere. Aggiungere acqua e frullare. Versare 5 cucchiai. dell'olio extra vergine di oliva attraverso la parte superiore del mixer e frullare lentamente fino ad ottenere un composto omogeneo. Portare a ebollizione il sedano in una pentola d'acqua, abbassare la fiamma e cuocere a fuoco lento. Condire l'acqua con un pizzico di sale e aggiungere le foglie di alloro. Cuocere a fuoco lento il sedano finché non sarà tenero quando viene forato con la punta di una lama, circa 20 minuti.

In un piatto abbastanza grande da contenere il sedano, mescolare insieme l'aceto nero, lo scalogno, la senape, i capperi e il dragoncello. Unire il restante olio extra vergine di oliva. Scolate il sedano ed eliminate le foglie di alloro.

Disporre nel piatto il sedano e tritarlo accuratamente con i rebbi di una forchetta. Condire attentamente con boost e sodio e mescolarli bene. Terminare aggiungendo il composto di scalogno e olio extra vergine di oliva. Mescolare bene. Mantenere riscaldato a 70 gradi fino al momento di servire.

Godere!

Insalata di mais bruciato

ingredienti

3 pannocchie di mais dolce

1/2 tazza di cipolle affettate

1/2 tazza di peperoncino a fette

1/2 tazza di pomodori a fette

Sale, a piacere

Per il condimento dell'insalata

2 cucchiai. Olio d'oliva

2 cucchiai. Succo di limone

2 cucchiaini. Peperoncino in polvere

Metodo

Le pannocchie di mais vanno tostate a fuoco medio finché non saranno leggermente bruciate. Dopo averle tostate, i chicchi delle pannocchie di mais vanno eliminati con l'aiuto di un coltello. Ora prendete una ciotola e mescolate i gherigli, le cipolle tritate, i peperoni e i pomodori con il sale e poi tenete da parte la ciotola. Ora preparate il condimento dell'insalata mescolando l'olio d'oliva, il succo di limone e il peperoncino in polvere e poi fatela raffreddare. Prima di servire versare il condimento sull'insalata e poi servire.

Godere!

Insalata di cavolo cappuccio e uva

ingredienti

2 cavoli tritati

2 tazze di uva verde tagliata a metà

1/2 tazza di coriandolo tritato finemente

2 peperoncini verdi, tritati

Olio d'oliva

2 cucchiai. Succo di limone

2 cucchiaini. Zucchero a velo

Sale e pepe a piacere

Metodo

Per preparare il condimento per l'insalata prendete in una ciotola l'olio d'oliva, il succo di limone con lo zucchero, il sale e il pepe e mescolateli bene e poi metteteli in frigorifero. Ora prendete il resto degli ingredienti in un'altra ciotola, mescolate bene e tenete da parte. Prima di servire l'insalata, aggiungere il condimento freddo e mescolare delicatamente.

Godere!

Insalata di agrumi

ingredienti

1 tazza di pasta integrale, cotta

1/2 tazza di peperoncino a fette

1/2 tazza di carote, sbollentate e tritate

1 cipolla verde, tritata

1/2 tazza di arance, tagliate a spicchi

1/2 tazza di spicchi di lime dolce

1 tazza di germogli di soia

1 tazza di cagliata, a basso contenuto di grassi

2-3 cucchiai. di foglie di menta

1 cucchiaino. Senape in polvere

2 cucchiai. Zucchero a velo

Sale, a piacere

Metodo

Per preparare il condimento, aggiungere in una ciotola la cagliata, le foglie di menta, la senape in polvere, lo zucchero e il sale e mescolare bene finché lo zucchero non si sarà sciolto. Mescolare il resto degli ingredienti in un'altra ciotola e poi tenerlo da parte a riposare. Prima di servire aggiungere il condimento all'insalata e servire fredda.

Godere!

Insalata di frutta e lattuga

ingredienti

2-3 foglie di lattuga, spezzettate

1 papaia, tritata

½ tazza di uva

2 Arance

½ tazza di fragole

1 Anguria

2 cucchiai. Succo di limone

1 cucchiaio. Miele

1 cucchiaino. Fiocchi di peperoncino rosso

Metodo

Prendete in una ciotola il succo del limone, il miele e il peperoncino in scaglie e mescolateli bene e poi tenete da parte. Ora prendete il resto degli ingredienti in un'altra ciotola e mescolateli bene. Prima di servire aggiungete il condimento all'insalata e servite subito.

Godere!

Insalata di mele e lattuga

ingredienti

1/2 tazza di purea di melone

1 cucchiaino. Semi di cumino, tostati

1 cucchiaino. Coriandolo

Sale e pepe a piacere

2-3 Lattuga, fatta a pezzi

1 cavolo cappuccio tritato

1 carota, grattugiata

1 peperoncino tagliato a cubetti

2 cucchiai. Succo di limone

½ tazza di uva, tritata

2 mele, tritate

2 cipolle verdi, tritate

Metodo

Prendete i cavoli, la lattuga, le carote grattugiate e i peperoni in una pentola e copriteli con acqua fredda, portateli a bollore e cuoceteli fino a quando saranno cotti croccanti, possono volerci fino a 30 minuti. Ora scolateli, legateli in un canovaccio e metteteli in frigorifero. Ora le mele vanno prese con il succo di limone in una ciotola e mettetela in frigorifero. Ora prendete il resto degli ingredienti in una ciotola e mescolateli bene. Servire subito l'insalata.

Godere!

Insalata di fagioli e peperoni

ingredienti

1 tazza di fagioli rossi, bolliti

1 tazza di ceci, ammollati e lessati

Olio d'oliva

2 cipolle, tritate

1 cucchiaino. Coriandolo, tritato

1 peperoncino

2 cucchiai. Succo di limone

1 cucchiaino. Peperoncino in polvere

Sale

Metodo

I peperoni vanno forati con la forchetta e poi spennellati d'olio e poi arrostiti a fuoco basso. Adesso immergete i peperoni in acqua fredda e poi eliminate la pellicina bruciacchiata e poi tagliateli a fettine. Uniamo il resto degli ingredienti ai peperoni e poi mescoliamo bene. Prima di servirlo, lasciarlo raffreddare per un'ora o più.

Godere!!

Insalata di carote e datteri

ingredienti

1 tazza e ½ di carota, grattugiata

1 cespo di lattuga

2 cucchiai. di mandorle tostate e tritate

Condimento al miele e limone

Metodo

Mettete le carote grattugiate in una pentola con acqua fredda e lasciatele per circa 10 minuti, poi scolatele. Ora si ripete la stessa cosa con il cespo di lattuga. Ora prendete le carote e la lattuga con gli altri ingredienti in una ciotola e mettetela in frigorifero prima di servire. Servire l'insalata spolverando sopra le mandorle tostate e tritate.

Godere!!

Condimento cremoso ai peperoni per insalata

ingredienti

2 tazze di maionese

1/2 tazza di latte

Acqua

2 cucchiai. Aceto di mele

2 cucchiai. Succo di limone

2 cucchiai. formaggio Parmigiano

Sale

Un pizzico di salsa di peperoncino

Un pizzico di salsa Worcestershire

Metodo

Prendete una ciotola capiente, raccogliete dentro tutti gli ingredienti e mescolateli bene, in modo che non si trovino grumi. Quando il composto avrà raggiunto la consistenza cremosa desiderata, versatelo nella vostra insalata di frutta e verdura fresca e l'insalata con il condimento sarà pronta per essere servita. Questo condimento cremoso e piccante di peperoni non è solo ben servito con insalate ma può anche essere servito con pollo, hamburger e panini.

Godere!

insalata Hawaiana

ingredienti

Per il condimento all'arancia

Un cucchiaio. di maizena

Circa una tazza di zucca all'arancia

1/2 tazza di succo d'arancia

Polvere di cannella

per l'insalata

5-6 foglie di lattuga

1 Ananas, tagliato a cubetti

2 Banane, tagliate a pezzi

1 cetriolo, tagliato a cubetti

2 pomodori

2 Arance, tagliate a spicchi

4 date nere

Sale, a piacere

Metodo

Per preparare il condimento per l'insalata, prendete una ciotola e mescolate la maizena con il succo d'arancia, poi aggiungete la zucca all'arancia e fatela cuocere finché la consistenza del condimento non si sarà addensata. Quindi aggiungere la cannella in polvere e il peperoncino in polvere nella ciotola e poi conservare in frigorifero per alcune ore. Preparate quindi l'insalata, prendete le foglie di lattuga in una ciotola e copritela con acqua per circa 15 minuti. Ora si mettono i pomodori a fette in una ciotola con dentro i pezzetti di ananas, la mela, la banana, il cetriolo e gli spicchi di arancia con sale qb e si mescola bene. Aggiungetelo ora alle foglie di lattuga e poi versate il condimento freddo sull'insalata, prima di servire.

Godere!!

Insalata di mais bruciato

ingredienti

Una confezione di pannocchie di mais dolce

1/2 tazza di cipolle affettate

1/2 tazza di peperoncino a fette

1/2 tazza di pomodori a fette

Sale, a piacere

Per il condimento dell'insalata

Olio d'oliva

Succo di limone

Peperoncino in polvere

Metodo

Le pannocchie di mais vanno tostate a fuoco medio fino a quando saranno leggermente bruciacchiate, dopo averle tostate, i chicchi delle pannocchie vanno eliminati con l'aiuto di un coltello. Ora prendete una ciotola e mescolate i gherigli, le cipolle tritate, i peperoni e i pomodori con il sale e poi tenete da parte la ciotola. Ora preparate il condimento dell'insalata mescolando l'olio d'oliva, il succo di limone e il peperoncino in polvere e poi fatela raffreddare. Prima di servire versare il condimento sull'insalata e poi servire.

Godere!

Insalata di cavolo cappuccio e uva

ingredienti

1 testa di cavolo cappuccio, tritata

Circa 2 tazze di uva verde tagliata a metà

1/2 tazza di coriandolo tritato finemente

3 peperoncini verdi, tritati

Olio d'oliva

Succo di limone, a piacere

Zucchero a velo, a piacere

Sale e pepe a piacere

Metodo

Per preparare il condimento per l'insalata prendete in una ciotola l'olio d'oliva, il succo di limone con lo zucchero, il sale e il pepe e mescolateli bene e poi metteteli in frigorifero. Ora prendete il resto degli ingredienti in un'altra ciotola e tenetelo da parte. Prima di servire l'insalata, aggiungere il condimento freddo e mescolare delicatamente.

Godere!!

Insalata di agrumi

ingredienti

Circa una tazza di pasta integrale, cotta

1/2 tazza di peperoncino a fette

1/2 tazza di carote, sbollentate e tritate

Cipollotto. Triturato

1/2 tazza di arance, tagliate a spicchi

1/2 tazza di spicchi di lime dolce

Una tazza di germogli di soia

Circa una tazza di cagliata, a basso contenuto di grassi

2-3 cucchiai. di foglie di menta

Senape in polvere, a piacere

Zucchero a velo, a piacere

Sale

Metodo

Per preparare il condimento, aggiungere in una ciotola la cagliata, le foglie di menta, la senape in polvere, lo zucchero e il sale e mescolare bene. Ora mescolate il resto degli ingredienti in un'altra ciotola e poi tenete da parte a riposare. Prima di servire aggiungere il condimento all'insalata e servire fredda.

Godere!!

Insalata di frutta e lattuga

ingredienti

4 foglie di lattuga, fatte a pezzetti

1 papaia, tritata

1 tazza di uva

2 Arance

1 tazza di fragole

1 Anguria

½ tazza di succo di limone

1 cucchiaino. Miele

1 cucchiaino. Fiocchi di peperoncino rosso

Metodo

Prendete in una ciotola il succo del limone, il miele e il peperoncino in scaglie e mescolateli bene e poi tenete da parte. Ora prendete il resto degli ingredienti in un'altra ciotola e mescolateli bene. Prima di servire, aggiungere il condimento all'insalata.

Godere!

Insalata di pollo al curry

ingredienti

2 petti di pollo senza pelle e disossati, cotti e tagliati a metà

3 - 4 gambi di sedano, tritati

1/2 tazza di maionese, a basso contenuto di grassi

2-3 cucchiaini. di curry in polvere

Metodo

Prendi i petti di pollo cotti disossati e senza pelle con il resto degli ingredienti, il sedano, la maionese a basso contenuto di grassi, il curry in polvere in una ciotola di medie dimensioni e mescolali bene. Così questa ricetta facile e deliziosa è pronta per essere servita. Questa insalata può essere utilizzata come ripieno di sandwich con lattuga sopra il pane.

Godere!!

Insalata di spinaci e fragole

ingredienti

2 cucchiaini. semi di sesamo

2 cucchiaini. Semi di papavero

2 cucchiaini. zucchero bianco

Olio d'oliva

2 cucchiaini. Paprica

2 cucchiaini. aceto bianco

2 cucchiaini. salsa Worcestershire

Cipolla tritata

Spinaci, sciacquati e spezzettati

Un litro di fragole tagliate a pezzetti

Meno di una tazza di mandorle, argentate e pelate

Metodo

Prendi una ciotola di medie dimensioni; mescolare i semi di papavero, i semi di sesamo, lo zucchero, l'olio d'oliva, l'aceto e la paprika insieme alla salsa Worcestershire e alla cipolla. Mescolateli bene, copriteli e poi congelateli almeno per un'ora. Prendi un'altra ciotola e mescola insieme gli spinaci, le fragole e le mandorle, quindi versaci sopra il composto di erbe e poi metti l'insalata in frigorifero prima di servire per almeno 15 minuti.

Godere!

Slaw dolce del ristorante

ingredienti

Un sacchetto da 16 once di mix di insalata di cavolo

1 cipolla tagliata a dadini

Meno di una tazza di condimento cremoso per l'insalata

Olio vegetale

1/2 tazza di zucchero bianco

Sale

Semi di papavero

aceto bianco

Metodo

Prendi una ciotola di grandi dimensioni; mescolare insieme il mix di insalata di cavolo e le cipolle. Ora prendi un'altra ciotola e mescola insieme il condimento per l'insalata, l'olio vegetale, l'aceto, lo zucchero, il sale e i semi di papavero. Dopo averli mescolati bene, aggiungere il composto al mix di insalata di cavolo e ricoprire bene. Prima di servire la deliziosa insalata, metterla in frigorifero per almeno un'ora o due.

Godere!

Insalata di maccheroni classica

ingredienti

4 tazze di maccheroni al gomito, crudi

1 tazza di maionese

Meno di una tazza di aceto bianco distillato

1 tazza di zucchero bianco

1 cucchiaino. Senape

Sale

Pepe nero, macinato

Una cipolla di grandi dimensioni, tritata finemente

Circa una tazza di carote grattugiate

2-3 gambi di sedano

2 peperoni pimento, tritati

Metodo

Prendete una pentola capiente e metteteci dentro dell'acqua salata e portate a bollore, aggiungete i maccheroni e fateli cuocere e fateli raffreddare per circa 10 minuti e poi scolateli. Ora prendete una ciotola capiente e aggiungete l'aceto, la maionese, lo zucchero, l'aceto, la senape, il sale e il pepe e mescolate bene. Quando il tutto sarà ben amalgamato, aggiungete il sedano, i peperoni verdi, i peperoni, le carote e i maccheroni e mescolate ancora bene. Dopo aver amalgamato bene tutti gli ingredienti, lasciate riposare in frigorifero per almeno 4-5 ore prima di servire la deliziosa insalata.

Godere!

Insalata di pere Roquefort

ingredienti

Lattuga, fatta a pezzi

Circa 3-4 pere sbucciate e tritate

Una lattina di formaggio Roquefort, grattugiato o sbriciolato

Cipolle verdi, affettate

Circa una tazza di zucchero bianco

1/2 lattina di noci pecan

Olio d'oliva

2 cucchiaini. aceto di vino rosso

Senape, a piacere

Uno spicchio d'aglio

Sale e pepe nero, a piacere

Metodo

Prendi una padella e scalda l'olio a fuoco medio, quindi mescola lo zucchero con le noci pecan e continua a mescolare finché lo zucchero non si scioglie e le noci pecan si caramellano, quindi lasciale raffreddare. Ora prendete un'altra ciotola e aggiungete l'olio, l'aceto, lo zucchero, la senape, l'aglio, il sale e il pepe nero e amalgamate bene il tutto. Ora mescola la lattuga, le pere e il formaggio blu, l'avocado e le cipolle verdi in una ciotola, quindi aggiungi il composto del condimento, quindi cospargi le noci pecan caramellate e servi.

Godere!!

L'insalata di tonno di Barbie

ingredienti

Una scatoletta di tonno bianco

½ tazza di maionese

Un cucchiaio. di parmigiano

Sottaceto dolce, a piacere

Fiocchi di cipolla, a piacere

Curry in polvere, a piacere

Prezzemolo secco, a piacere

Erbacce di aneto, essiccate, a piacere

Aglio in polvere, a piacere

Metodo

Prendete una ciotola e aggiungete tutti gli ingredienti e mescolate bene.

Prima di servirli lasciarli raffreddare per un'ora.

Godere!!

Insalata di pollo festiva

ingredienti

1 libbra di carne di pollo, cotta

Una tazza di maionese

Un cucchiaino. di paprika

Circa due tazze di mirtilli rossi essiccati

2 cipolle verdi, tritate finemente

2 Peperoni verdi, tritati

Una tazza di noci pecan tritate

Sale e pepe nero, a piacere

Metodo

Prendi una ciotola di medie dimensioni, mescola la maionese, la paprika e poi condisci a piacere e aggiungi sale se necessario. Ora prendi i mirtilli rossi, il sedano, i peperoni, le cipolle e le noci e mescolali bene. Ora bisogna aggiungere il pollo cotto e poi mescolare nuovamente bene. Conditeli a piacere e poi, se necessario, aggiungete del pepe nero macinato. Prima di servire, lasciate raffreddare per almeno un'ora.

Godere!!

Insalata di fagioli messicana

ingredienti

Una lattina di fagioli neri

Una lattina di fagioli rossi

Una lattina di fagioli cannellini

2 Peperoni verdi, tritati

2 Peperoni rossi

Una confezione di chicchi di mais congelati

1 cipolla rossa, tritata finemente

Olio d'oliva

1 cucchiaio. aceto di vino rosso

½ tazza di succo di limone

Sale

1 Aglio, purè

1 cucchiaio. Coriandolo

1 cucchiaino. Cumino, macinato

Pepe nero

1 cucchiaino. Salsa piccante

1 cucchiaino. Peperoncino in polvere

Metodo

Prendi una ciotola e mescola insieme i fagioli, i peperoni, il mais congelato e le cipolle rosse. Ora prendiamo un'altra ciotola di piccole dimensioni, mescoliamo l'olio, l'aceto di vino rosso, il succo di limone, il coriandolo, il cumino, il pepe nero e poi condiamo a piacere e aggiungiamo la salsa piccante con il peperoncino in polvere. Versarvi il condimento e mescolare bene. Prima di servirli, lasciarli raffreddare per circa un'ora o due.

Godere!!

Insalata di pasta al ranch con pancetta

ingredienti

Una lattina di pasta rotini tricolore cruda

9-10 fette di pancetta

Una tazza di maionese

Miscela per condimenti per l'insalata

1 cucchiaino. Polvere d'aglio

1 cucchiaino. Pepe all'aglio

1/2 tazza di latte

1 pomodoro, tritato

Una lattina di olive nere

Una tazza di formaggio cheddar, grattugiato

Metodo

Prendete in una pentola l'acqua salata e portatela a bollore. Cuocere la pasta finché non si ammorbidisce per circa 8 minuti. Ora prendete una padella e fate scaldare l'olio in una padella e fateci cuocere le pancette e quando saranno cotte scolatele e poi tritatele. Prendete un'altra ciotola e aggiungeteci gli altri ingredienti e poi unitela alla pasta e alle pancette. Servire quando mescolato correttamente.

Godere!!

Insalata di patate dalla buccia rossa

ingredienti

4 patate rosse novelle, pulite e lavate

2 uova

Una libbra di pancetta

Cipolla, tritata finemente

Un gambo di sedano, tritato

Circa 2 tazze di maionese

Sale e pepe a piacere

Metodo

In una pentola portate a bollore dell'acqua salata, quindi aggiungete le patate novelle e fatele cuocere per circa 15 minuti, finché saranno tenere. Poi scolate le patate e fatele raffreddare. Ora portate le uova in una padella e copritela con acqua fredda e poi portate a bollore l'acqua e poi togliete la padella dal fuoco e poi tenetela da parte. Ora cuocete le pancette, scolatele e mettetele da parte. Aggiungete ora gli ingredienti con le patate e la pancetta e mescolate bene. Raffreddalo e servilo.

Godere!!

Insalata di fagioli neri e cous cous

ingredienti

Una tazza di cous cous, crudo

Circa due tazze di brodo di pollo

Olio d'oliva

2-3 cucchiai. Succo di lime

2-3 cucchiai. aceto di vino rosso

Cumino

2 cipolle verdi, tritate

1 peperone rosso, tritato

Coriandolo, appena tritato

Una tazza di chicchi di mais congelati

Due lattine di fagioli neri

Sale e pepe a piacere

Metodo

Far bollire il brodo di pollo e poi mantecare il cous cous, cuocerlo coprendo la padella e poi lasciare da parte. Ora mescola l'olio d'oliva, il succo di lime, l'aceto e il cumino, quindi aggiungi le cipolle, il pepe, il coriandolo, il mais, i fagioli e ricopri il tutto. Ora mescolate tutti gli ingredienti insieme e poi prima di servire lasciate raffreddare per qualche ora.

Godere!!

Insalata di pollo greca

ingredienti

2 tazze di carne di pollo, cotta

1/2 tazza di carote, affettate

1/2 tazza di cetriolo

Circa una tazza di olive nere tritate

Circa una tazza di formaggio feta, grattugiato o sbriciolato

Condimento per insalata all'italiana

Metodo

Prendi una ciotola capiente, prendi il pollo cotto, le carote, il cetriolo, le olive e il formaggio e mescolali bene. Ora aggiungi il mix di condimenti per l'insalata e mescola di nuovo bene. Ora refrigerare la ciotola, coprendola. Servire quando è freddo.

Godere!!

Insalata di pollo fantasia

ingredienti

½ tazza di maionese

2 cucchiai. Aceto di mele

1 aglio tritato

1 cucchiaino. Aneto fresco, tritato finemente

Mezzo chilo di petti di pollo cotti senza pelle e disossati

½ tazza di formaggio feta, grattugiato

1 peperone rosso

Metodo

La maionese, l'aceto, l'aglio e l'aneto devono essere amalgamati bene e messi in frigorifero per almeno 6-7 ore o durante la notte. Ora bisogna mescolare il pollo, i peperoni e il formaggio e poi lasciarlo raffreddare per qualche ora e poi servire la ricetta sana e deliziosa dell'insalata.

Godere!!

Insalata di pollo al curry fruttata

ingredienti

4-5 petti di pollo, cotti

Un gambo di sedano, tritato

Cipolle verdi

Circa una tazza di uvetta dorata

Mela, sbucciata e affettata

Noci pecan, tostate

Uva verde, privata dei semi e tagliata a metà

Curry in polvere

Una tazza di maionese a basso contenuto di grassi

Metodo

Prendi una ciotola di grandi dimensioni e prendi tutti gli ingredienti, come quello del sedano, delle cipolle, dell'uvetta, delle mele a fette, delle noci pecan tostate, dell'uva verde senza semi con il curry e la maionese e mescolali bene. Quando saranno ben amalgamati tra loro, lasciateli riposare qualche minuto e poi servite la deliziosa e sana insalata di pollo.

Godere!!

Meravigliosa insalata di pollo al curry

ingredienti

Circa 4-5 petti di pollo senza pelle e disossati, tagliati a metà

Una tazza di maionese

Circa una tazza di chutney

Un cucchiaino. di curry in polvere

Circa un cucchiaino. di pepe

Noci pecan, circa una tazza, tritate

Una tazza di uva privata dei semi e tagliata a metà

1/2 tazza di cipolle, tritate finemente

Metodo

Prendete una padella di grandi dimensioni, cuocetevi i petti di pollo per circa 10 minuti e, una volta cotti, spezzettateli con l'aiuto di una forchetta. Poi scolateli e lasciateli raffreddare. Ora prendi un'altra ciotola e aggiungi la maionese, il chutney, il curry in polvere e il pepe e mescola il tutto. Quindi mescolare i petti di pollo cotti e spezzettati nel composto e poi versare le noci pecan, il curry e il pepe. Prima di servire, conservare l'insalata in frigorifero per alcune ore. Questa insalata è la scelta ideale per hamburger e panini.

Godere!

Insalata piccante di carote

ingredienti

2 carote, tritate

1 aglio tritato

Circa una tazza d'acqua 2-3 cucchiai. Succo di limone

Olio d'oliva

Sale, a piacere

Pepe, a piacere

peperoncino in pezzi

Prezzemolo fresco e tritato

Metodo

Mettete le carote nel microonde e fatele cuocere per pochi minuti con l'aglio tritato e l'acqua. Toglietela dal microonde, quando la carota sarà cotta e si sarà ammorbidita. Poi scolate le carote e mettetele da parte. Ora aggiungiamo alla ciotola delle carote il succo di limone, l'olio d'oliva, il pepe in scaglie, il sale e il prezzemolo e mescoliamo bene. Lasciate raffreddare per qualche ora e poi la deliziosa insalata piccante è pronta per essere servita.

Godere!!

Slaw asiatico di mele

ingredienti

2-3 cucchiaini. Aceto di riso 2-3 cucchiai. Succo di lime

Sale, a piacere

Zucchero

1 cucchiaino. Salsa di pesce

1 jicama tagliato a julienne

1 mela, tritata

2 scalogni, tritati finemente

menta

Metodo

L'aceto di riso, il sale, lo zucchero, il succo di lime e la salsa di pesce devono essere mescolati bene in una ciotola di medie dimensioni. Una volta amalgamati bene, i jicama tagliati a julienne vanno conditi con le mele tritate nella ciotola e mescolate bene. Poi si aggiungono e si mescolano le costolette di scalogno e la menta. Prima di servire l'insalata con il vostro panino o hamburger, lasciatela raffreddare per un po'.

Godere!!

Insalata di zucca e orzo

ingredienti

1 zucchina

2 scalogni, tritati

1 zucca gialla

Olio d'oliva

Una lattina di orzo cotto

Aneto

Prezzemolo

½ tazza di formaggio di capra, grattugiato

Pepe e sale, a piacere

Metodo

Le zucchine, lo scalogno tritato e la zucca gialla vanno saltati in olio d'oliva a fuoco medio. Questi vanno cotti per pochi minuti finché non si saranno ammorbiditi. Ora trasferiteli in una ciotola e mettete nella ciotola l'orzo cotto, con il prezzemolo, il formaggio di capra grattugiato, l'aneto, il sale e il pepe e poi mescolate nuovamente. Prima di servire il piatto, far raffreddare l'insalata per qualche ora.

Godere!!

Insalata con frutti di crescione

ingredienti

1 Anguria, tagliata a cubetti

2 Pesche, tagliate a spicchi

1 mazzo di crescione

Olio d'oliva

½ tazza di succo di limone

Sale, a piacere

Pepe, a piacere

Metodo

I cubetti di anguria e gli spicchi di pesca vanno mescolati insieme al crescione in una ciotola di medie dimensioni e poi irrorati con l'olio d'oliva con il succo di lime. Poi conditeli a piacere e se necessario aggiungete sale e pepe, a piacere. Quando tutti gli ingredienti si saranno amalgamati facilmente e correttamente, tenetela da parte oppure potete anche conservarla in frigorifero per qualche ora e poi la deliziosa ma sana macedonia di frutta è pronta per essere servita.

Godere!!

Insalata Cesare

ingredienti

3 spicchi d'aglio, tritati

3 Acciughe

½ tazza di succo di limone

1 cucchiaino. salsa Worcestershire

Olio d'oliva

Un tuorlo d'uovo

1 testa romana

½ tazza di parmigiano, grattugiato

Crostini

Metodo

Si frullano gli spicchi d'aglio tritati con le acciughe e il succo di limone, si aggiunge poi la salsa Worcestershire con sale, pepe e tuorlo e si frulla nuovamente, fino ad ottenere un composto omogeneo. Questa miscela deve essere fatta con l'aiuto di un frullatore a velocità lenta, ora si aggiunge lentamente e gradualmente l'olio d'oliva e poi si aggiunge la lattuga romana. Poi il composto va messo da parte per un po'. Servire l'insalata condita con parmigiano e crostini di pane.

Godere!!

Insalata Di Pollo E Mango

ingredienti

2 petti di pollo, disossati, tagliati a pezzi

Verdure miste

2 manghi, tagliati a cubetti

¼ tazza di succo di limone

1 cucchiaino. Zenzero grattugiato

2 cucchiaini. Miele

Olio d'oliva

Metodo

Sbattere il succo di limone e il miele in una ciotola, quindi aggiungere lo zenzero grattugiato e aggiungere anche l'olio d'oliva. Dopo aver amalgamato bene gli ingredienti nella ciotola, tenetela da parte. Poi il pollo va grigliato e poi lasciato raffreddare, e dopo averlo raffreddato si strappa il pollo a cubetti adatti ai morsi. Quindi porta il pollo nella ciotola e condiscilo bene con le verdure e i manghi. Dopo aver amalgamato bene tutti gli ingredienti, tenetela da parte a raffreddare e poi servite la deliziosa ed interessante insalata.

Godere!!

Insalata di arance con mozzarella

ingredienti

2-3 arance, tagliate a fette

Mozzarella

Foglie di basilico fresco, spezzettate

Olio d'oliva

Sale, a piacere

Pepe, a piacere

Metodo

La mozzarella e le fettine d'arancia vanno amalgamate insieme, con le foglie fresche di basilico spezzettate. Dopo averli mescolati bene, cospargete il composto con l'olio d'oliva e condite a piacere. Quindi, se necessario, aggiungere sale e pepe, a piacere. Prima di servire l'insalata, lasciarla raffreddare per alcune ore in modo che conferisca all'insalata i giusti sapori.

Godere!!

Insalata dei tre fagioli

ingredienti

1/2 tazza di aceto di sidro

Circa una tazza di zucchero

Una tazza di olio vegetale

Sale, a piacere

½ tazza di fagiolini

½ tazza di fagioli di cera

½ tazza di fagioli rossi

2 cipolle rosse, tritate finemente

Sale e pepe a piacere

Foglie di prezzemolo

Metodo

L'aceto di mele con l'olio vegetale, lo zucchero e il sale si prendono in una pentola e si portano a bollore, poi si aggiungono i fagioli con le cipolle rosse affettate e poi si lascia marinare per almeno un'ora. Dopo un'ora aggiustate di sale, aggiustate di sale e pepe, se necessario e poi servite con il prezzemolo fresco.

Godere!!

Insalata di miso e tofu

ingredienti

1 cucchiaino. Zenzero, tritato finemente

3-4 cucchiai. di miso

Acqua

1 cucchiaio. di aceto di vino di riso

1 cucchiaino. Salsa di soia

1 cucchiaino. Pasta di peperoncino

1/2 tazza di olio di arachidi

Uno spinacino, tritato

½ tazza di tofu, tagliato a pezzetti

Metodo

Lo zenzero tritato va frullato con miso, acqua, aceto di vino di riso, salsa di soia e pasta di peperoncino. Quindi questa miscela deve essere miscelata con mezza tazza di olio di arachidi. Quando saranno ben amalgamati, aggiungete il tofu tagliato a cubetti e gli spinaci tritati. Raffreddare e servire.

Godere!!

Insalata di ravanelli giapponese

ingredienti

1 anguria, tagliata a fette

1 ravanello, affettato

1 scalogno

1 mazzetto di verdure baby

Mirino

1 cucchiaino. Aceto di vino di riso

1 cucchiaino. Salsa di soia

1 cucchiaino. Zenzero grattugiato

Sale

olio di sesamo

Olio vegetale

Metodo

Prendete l'anguria, il ravanello con lo scalogno e il verde in una ciotola e teneteli da parte. Ora prendete un'altra ciotola, aggiungete il mirin, l'aceto, il sale, lo zenzero grattugiato, la salsa di soia con l'olio di sesamo e l'olio vegetale e poi mescolate bene. Quando gli ingredienti nella ciotola si saranno amalgamati bene, distribuire questo composto sulla ciotola di angurie e ravanelli. Così l'interessante ma buonissima insalata è pronta per essere servita.

Godere!!

Cobb sudoccidentale

ingredienti

1 tazza di maionese

1 tazza di latticello

1 cucchiaino. Salsa calda Worchestershire

1 cucchiaino. Coriandolo

3 scalogni

1 cucchiaio. scorza d'arancia

1 aglio tritato

1 testa romana

1 avocado, tagliato a dadini

Jicama

½ tazza di formaggio piccante, grattugiato o sbriciolato

2 Arance, tagliate a spicchi

Sale, a piacere

Metodo

La maionese e il latticello devono essere frullati con la salsa calda Worcestershire, gli scalogni, la scorza d'arancia, il coriandolo, l'aglio tritato e il sale. Ora prendi un'altra ciotola e condisci la lattuga romana, gli avocado e i jicamas con le arance e il formaggio grattugiato. Versate ora la purea di latticello sulla ciotola delle arance e tenetela da parte, prima di servire, in modo da far acquisire il giusto sapore all'insalata.

Godere!!

Pasta Caprese

ingredienti

1 confezione di Fusilli

1 tazza di mozzarella, tagliata a dadini

2 Pomodori, privati dei semi e tritati

Foglie fresche di basilico

¼ tazza di pinoli tostati

1 aglio tritato

Sale e pepe a piacere

Metodo

I fusilli vanno cotti secondo le indicazioni e poi tenuti da parte a raffreddare. Dopo che si sarà raffreddato, mescolatelo con la mozzarella, i pomodori, i pinoli tostati, l'aglio tritato e le foglie di basilico e condite a piacere, aggiustando eventualmente di sale e pepe, a piacere. Tenete da parte tutto il composto dell'insalata a raffreddare e poi servitelo con i vostri panini o hamburger o con qualsiasi vostro pasto.

Godere!!

Insalata di trota affumicata

ingredienti

2 cucchiai. Aceto di mele

Olio d'oliva

2 scalogni tritati

1 cucchiaino. Rafano

1 cucchiaino. senape di Digione

1 cucchiaino. Miele

Sale e pepe a piacere

1 lattina di trota affumicata in scaglie

2 mele, tagliate a fette

2 barbabietole, affettate

Rucola

Metodo

Prendete una ciotola di grandi dimensioni e metteteci la trota affumicata a scaglie con le mele tagliate a julienne, le barbabietole e la rucola e poi tenete da parte la ciotola. Ora prendete un'altra ciotola e mescolate l'aceto di sidro, l'olio d'oliva, il rafano, lo scalogno tritato, il miele e la senape di Digione e poi condite il composto a piacere e poi se necessario aggiungete sale e pepe, secondo il vostro gusto. Adesso prendete questo composto e versatelo sopra la ciotola delle mele tagliate a julienne e mescolate bene e poi servite l'insalata.

Godere!!

Insalata di uova con fagioli

ingredienti

1 tazza di fagiolini verdi, sbollentati

2 Ravanelli, affettati

2 uova

Olio d'oliva

Sale e pepe a piacere

Metodo

Le uova vanno prima lessate con le bietole e poi mescolate con i fagiolini sbollentati, i ravanelli a fettine. Mescolateli bene, poi cospargeteli con olio d'oliva e aggiungete sale e pepe, secondo il gusto. Quando tutti gli ingredienti saranno amalgamati per bene, teneteli da parte e lasciateli raffreddare. Quando il composto si sarà raffreddato, l'insalata è pronta per essere servita.

Godere!!

Insalata Ambrosia

ingredienti

1 tazza di latte di cocco

2-3 fette di scorza d'arancia

Qualche goccia di essenza di vaniglia

1 tazza di uva, affettata

2 mandarini, affettati

2 mele, tagliate a fette

1 cocco grattugiato e tostato

10-12 noci tritate

Metodo

Prendi una ciotola di medie dimensioni e mescola il latte di cocco, la scorza d'arancia con l'essenza di vaniglia. Una volta frullato correttamente, aggiungere il mandarino a fette con le mele e l'uva a fette. Dopo aver mescolato correttamente tutti gli ingredienti, mettetela in frigorifero per un'ora o due, prima di servire la deliziosa insalata. Quando l'insalata si sarà raffreddata, servitela con un panino o un hamburger.

Godere!!

Insalata di spicchi

ingredienti

Una tazza di maionese

Una tazza di formaggio blu

1/2 tazza di latticello

Uno scalogno

Scorza di limone

salsa Worcestershire

Foglie fresche di prezzemolo

Cunei di iceberg

1 uovo sodo

1 tazza di pancetta, sbriciolata

Sale e pepe a piacere

Metodo

La maionese con il gorgonzola, il latticello, lo scalogno, la salsa, la scorza di limone e il prezzemolo vanno frullati. Dopo aver preparato la purea, conditela a piacere e se necessario aggiungete sale e pepe, a piacere. Ora prendi un'altra ciotola e getta gli spicchi di iceberg nella ciotola con l'uovo mimosa, per fare in modo che l'uovo mimosa macchi le uova sode attraverso il colino. Ora versate la purea di maionese sulla ciotola degli spicchi e mimosa e poi mescolatela bene. L'insalata va servita spalmandoci sopra la pancetta fresca.

Godere!!

Insalata spagnola di peperoni

ingredienti

3 scalogni

4-5 olive

2 peperoni

2 cucchiai. aceto di sherry

1 testa di paprika affumicata

1 testa romana

1 manciata di mandorle

Uno spicchio d'aglio

Fette di pane

Metodo

Gli scalogni devono essere grigliati e poi tagliati a pezzi. Ora prendi un'altra ciotola e aggiungi i peperoni e le olive con le mandorle, la paprika affumicata, l'aceto, la lattuga romana e gli scalogni grigliati e tritati. Mescolare bene gli ingredienti della ciotola e tenerla da parte. Adesso si grigliano le fette di pane e una volta grigliate si strofinano gli spicchi d'aglio sulle fette e poi si versa il composto di pimientos sui pani grigliati.

Godere!!

Insalata di mimose

ingredienti

2 uova sode

½ tazza di burro

1 cespo di lattuga

Aceto

Olio d'oliva

Erbe, tritate

Metodo

Prendi una ciotola di medie dimensioni e mescola la lattuga, il burro con l'aceto, l'olio d'oliva e le erbe tritate. Dopo aver mescolato correttamente gli ingredienti della ciotola, tenere da parte la ciotola per un po'. Nel frattempo è da preparare la mimosa. Per preparare la mimosa, bisogna prima sbucciare le uova sode e poi, con l'aiuto di un colino, filtrare le uova sode e così l'uovo mimosa è pronto. Ora questo uovo mimosa è da versare sopra la ciotola di insalata, prima di servire la deliziosa insalata di mimosa.

Godere!!

Waldorf classico

ingredienti

1/2 tazza di maionese

2-3 cucchiai. Panna acida

2 erba cipollina

2-3 cucchiai. Prezzemolo

1 Scorza e succo di limone

Zucchero

2 mele, tritate

1 gambo di sedano, tritato

Noci

Metodo

Prendere una ciotola e poi la maionese, la panna acida da frullare con l'erba cipollina, la scorza e il succo di limone, il prezzemolo, il pepe e lo zucchero. Quando gli ingredienti nella ciotola saranno ben amalgamati tenetela da parte. Ora prendete un'altra ciotola e buttatevi dentro le mele, il sedano tritato e le noci. Ora prendi il composto di maionese e condiscilo con le mele e il sedano. Amalgamate bene tutti gli ingredienti, fate riposare la ciotola per un po' e poi servite l'insalata.

Godere!!

Insalata di piselli dall'occhio neri

ingredienti

Succo di lime

1 aglio tritato

1 cucchiaino. Cumino, macinato

Sale

Coriandolo

Olio d'oliva

1 tazza di piselli dall'occhio nero

1 Jalapeno, tritato o schiacciato

2 Pomodori tagliati a dadini

2 cipolle rosse, tritate finemente

2 avocado

Metodo

Il succo di lime deve essere frullato con aglio, cumino, coriandolo, sale e olio d'oliva. Quando tutti questi ingredienti sono ben miscelati, condisci il composto con i jalapenos schiacciati, i piselli dall'occhio neri, gli avocado e le cipolle rosse tritate finemente. Quando tutti gli ingredienti saranno ben amalgamati, lasciate riposare l'insalata per qualche minuto e poi servitela.

Godere!!

Insalata di pollo condita con prosciutto

ingredienti

1 fetta di pane a lievitazione naturale da 1 oncia, tagliata a cubetti da 1/2 pollice

Spray da cucina

1/4 cucchiaino. basilico essiccato

1 pizzico di aglio in polvere

1 cucchiaio e mezzo. olio extravergine di oliva, diviso

1 oncia di fette molto sottili di prosciutto, tritate

1 cucchiaio. succo di limone fresco

1/8 cucchiaino. sale

Pacchetti da 1,5 once di rucola baby

3/4 once di formaggio Asiago, rasato e diviso, circa 1/3 di tazza

3 once di petto di pollo al girarrosto senza pelle e disossato

1/2 tazza di pomodorini, tagliati a metà

Metodo

Mantieni il forno preriscaldato a 425 gradi F. Ungi leggermente una teglia con uno spray da cucina e posizionaci sopra i cubetti di pane in un unico strato. Cospargete l'aglio in polvere e aggiungete il basilico e mescolate bene. Infornare nel forno preriscaldato e cuocere per 10 minuti o fino a quando il pane sarà croccante. In un'ampia padella antiaderente aggiungete un filo d'olio e fate rosolare il prosciutto fino a renderlo croccante. Togliere dalla padella e scolare. Mescolare in una ciotola l'olio rimanente, il succo di limone e il sale. In una ciotola capiente mettere la rucola, metà del formaggio e il succo e mescolare bene. Al momento di servire, guarnire l'insalata con il pollo, il prosciutto croccante, i pomodori, il formaggio rimasto e i crostini, mescolare e servire.

Godere!

Deliziosa Insalata Di Rucola Con Gamberetti

ingredienti

2 tazze di rucola baby confezionata senza stringere

1/2 tazza di peperone rosso, tagliato a julienne

1/4 tazza di carota, tagliata a julienne

1 1/2 cucchlaio. olio extravergine di oliva, diviso

1 cucchiaino. rosmarino fresco tritato

1/4 cucchiaino. peperoncino rosso tritato

1 spicchio d'aglio, affettato sottilmente

8 gamberi grandi, sgusciati e privati dei peli

1 1/2 cucchiaio. aceto balsamico bianco

Metodo

In una ciotola capiente mescolare insieme la rucola, il peperone rosso e le carote. In una padella capiente aggiungi circa 1 cucchiaio. di olio e scaldarlo a fuoco medio. Mettete nella padella il peperone, l'aglio e il rosmarino e fate cuocere fino a quando l'aglio si sarà ammorbidito. Aggiungere i gamberi e aumentare la fiamma. Cuocere fino a quando i gamberi saranno cotti. Metti i gamberi in una ciotola. Nella padella aggiungere l'olio rimanente e l'aceto e scaldare fino a quando sarà caldo. Versare questo composto sul composto di rucola e mescolare finché il condimento non ricopre le verdure. Completare l'insalata con i gamberetti e servire subito.

Godere!

Insalata Di Cobb Di Gamberetti

ingredienti

2 fette di pancetta tagliata al centro

Gamberetti grandi da 1/2 libbra, sbucciati e privati dei peli

1/4 cucchiaino. paprica

1/8 cucchiaino. Pepe nero

Spray da cucina

1/8 cucchiaino. sale, a parte

1 1/4 cucchiaio. succo di limone fresco

3/4 cucchiai. olio extravergine d'oliva

1/4 cucchiaino. senape di Digione integrale

Confezione da 1/2 confezione da 10 once di insalata romana

1 tazza di pomodorini, tagliati in quarti

1/2 tazza di carote tritate

1/2 tazza di mais intero congelato, scongelato

1/2 avocado maturo sbucciato, tagliato in 4 spicchi

Metodo

Rosolare la pancetta in una padella fino a renderla croccante. Tagliare longitudinalmente. Pulisci la padella e spruzzala con spray da cucina. Rimettere la padella sul fuoco e scaldare a fuoco medio. Condire i gamberi con un po' di pepe e paprika. Aggiungere i gamberi nella padella e cuocere fino al momento. Cospargete un po' di sale e mescolate bene. In una piccola ciotola unire insieme il succo di limone, l'olio, il sale e la senape. Mescolare la lattuga, i gamberetti, i pomodori, la carota, il mais, l'avocado e la pancetta in una ciotola e irrorare il condimento. Mescolare bene e servire subito.

Godere!

Insalata di melone e prosciutto

ingredienti

1 tazza e 1/2 di melone a cubetti da 1/2 pollice

1 tazza e 1/2, melone a cubetti da 1/2 pollice

1 cucchiaio. menta fresca affettata sottilmente

1/2 cucchiaino. succo di limone fresco

1/8 cucchiaino. Pepe nero appena macinato

1 oncia di prosciutto tagliato a fette sottili, tagliato a strisce sottili

1/4 di tazza, 2 once di Parmigiano-Reggiano fresco rasato

Pepe nero macinato, facoltativo

Rametti di menta, facoltativi

Metodo

Unisci tutti gli ingredienti insieme in una grande ciotola e mescola bene fino a quando non sarà ben ricoperto. Servire guarnito con qualche rametto di pepe e menta. Servire immediatamente.

Godere!

Insalata di mais e fagioli bianchi

ingredienti

1 testa di scarola, tagliata in quarti nel senso della lunghezza e sciacquata

Spray da cucina

1 oncia di pancetta, tritata

1/2 zucchina media, squartata e tagliata a julienne

1/2 spicchio d'aglio, tritato

1/2 tazza di chicchi di mais freschi

1/4 tazza di prezzemolo fresco a foglia piatta tritato

1/2 lattina da 15 once di fagioli marini, sciacquati e scolati

1 cucchiaio. aceto di vino rosso

1/2 cucchiaino. olio extravergine d'oliva

1/4 cucchiaino. Pepe nero

Metodo

Cuocere la scarola in una padella larga a fuoco medio per 3 minuti o finché non inizia ad appassire attorno ai bordi. Pulisci la padella e ricoprila con un po' di spray da cucina. Scaldarlo a fuoco medio-alto e aggiungere la pancetta, le zucchine e l'aglio e farli rosolare finché saranno teneri. Aggiungere il mais e cuocere per un altro minuto. Unisci il composto di mais e la scarola in una ciotola capiente. Aggiungete il prezzemolo e l'aceto e mescolate bene. Aggiungere gli ingredienti rimanenti e mescolare bene. Servire.

Godere!

Insalata Di Gamberetti In Stile Tailandese

ingredienti

2 once di linguine crude

6 once di gamberetti medi sgusciati e privati

1/4 tazza di succo di lime fresco

1/2 cucchiaio. zucchero

1/2 cucchiaio. Sriracha, salsa di peperoncino piccante, come Huy Fong

1/2 cucchiaino. salsa di pesce

2 tazze di lattuga romana strappata

3/4 tazza di cipolla rossa, tagliata verticalmente

1/8 tazza di carote, tagliate a julienne

1/4 tazza di foglie di menta fresca tritate

1/8 di tazza di coriandolo fresco tritato

3 cucchiai. anacardi tostati a secco tritati, non salati

Metodo

Preparare la pasta seguendo le istruzioni sulla confezione. Quando la pasta sarà quasi cotta aggiungete i gamberi e fate cuocere per 3 minuti. Scolare e mettere in uno scolapasta. Fateci scorrere sopra dell'acqua fredda. In una ciotola unire il succo di limone, lo zucchero, la Sriracha e la salsa di pesce. Mescolare finché lo zucchero non si scioglie. Aggiungete tutti gli ingredienti tranne gli anacardi. Lancia bene. Completare con gli anacardi e servire immediatamente.

Godere!

Deliziosa insalata con salsa piccante all'ananas

ingredienti

Petto di pollo senza pelle e disossato da 1/2 libbra

1/2 cucchiaino. peperoncino in polvere

1/4 cucchiaino. sale

Spray da cucina

3/4 tazza di ananas fresco a cubetti da 1 pollice, circa 8 once, diviso

1 cucchiaio. coriandolo fresco tritato

1 cucchiaio. succo d'arancia fresco

2 cucchiaini. aceto di mele

1/4 cucchiaino. peperoncino habanero tritato

1/2 spicchio d'aglio grande

1/8 di tazza di olio extravergine di oliva

1/2 tazza di jicama, sbucciata e tagliata a julienne

1/3 di tazza di peperone rosso tagliato a fettine sottili

1/4 tazza di cipolla rossa affettata sottilmente

Confezione da 1/2, 5 once di spinaci freschi, circa 4 tazze

Metodo

Pestate il pollo fino ad ottenere uno spessore uniforme e cospargetelo con sale e peperoncino in polvere. Spruzzare un po' di spray da cucina sul pollo, posizionarlo su una griglia preriscaldata e cuocere fino a quando il pollo sarà pronto. Tieni da parte. Metti metà dell'ananas, del succo d'arancia, del coriandolo, dell'habanero, dell'aglio e dell'aceto in un frullatore e frulla fino ad ottenere un composto omogeneo. Versare lentamente l'olio d'oliva e continuare a frullare finché il composto non sarà ben amalgamato e addensato. Mescolare gli ingredienti rimanenti in una ciotola capiente. Aggiungere il pollo e mescolare bene. Versare il condimento e mescolare fino a quando tutti gli ingredienti saranno ben ricoperti dal condimento. Servire immediatamente.

Godere!

Insalata di pollo alla griglia e rucola

ingredienti

8 metà di petto di pollo senza pelle e disossate da 6 once

1/2 cucchiaino. sale

1/2 cucchiaino. Pepe nero

Spray da cucina

10 tazze di rucola

2 tazze di pomodorini multicolori, tagliati a metà

1/2 tazza di cipolla rossa affettata sottilmente

1/2 tazza di condimento per insalata di olio d'oliva e aceto, diviso

20 olive Kalamata snocciolate, tritate

1 tazza di formaggio di capra sbriciolato

Metodo

Condire il petto di pollo con sale e pepe. Spruzzare una bistecchiera con un po' di spray da cucina e scaldarla a fuoco medio-alto. Metti il pollo nella padella e cuoci fino a cottura. Tieni da parte. In una ciotola mescolare insieme i pomodori, la rucola, la cipolla, le olive e 6 cucchiai. vestirsi. Spennellate il rimanente condimento sul pollo e tagliatelo a fette.

Mescolare il mix di pollo e pomodoro e rucola e mescolare bene. Servire immediatamente.

Godere!

Insalata di pasta con conchiglie con salsa al latticello ed erba cipollina

ingredienti

2 tazze di pasta di conchiglie cruda

2 tazze di piselli surgelati

1/2 tazza di maionese di canola biologica

1/2 tazza di latticello senza grassi

2 cucchiai. erba cipollina fresca tritata

2 cucchiaini. timo fresco tritato

1 cucchiaino. sale

1 cucchiaino. Pepe nero appena macinato

4 spicchi d'aglio, tritati

4 tazze di rucola baby confezionata senza stringere

2 cucchiaini. olio d'oliva

4 once di prosciutto tritato finemente, circa 1/2 tazza

Metodo

Preparare la pasta secondo le indicazioni del produttore. Quando la pasta sarà quasi cotta aggiungete i piselli e fate cuocere per 2 minuti. Scolare e immergere in acqua fredda. Scolare nuovamente. In una ciotola unire la maionese, il latticello, l'erba cipollina, il timo, il sale, il pepe e l'aglio e mescolare bene. Aggiungete la pasta, i piselli e la rucola e mescolate bene. Rosolare il prosciutto in una padella a fuoco medio-alto fino a renderlo croccante. Cospargere con l'insalata e servire.

Godere!

Salmerino alpino con vinaigrette al pomodoro

ingredienti

Filetti di salmerino alpino da 8,6 once

1 1/2 cucchiaino. sale, a parte

1 cucchiaino. pepe nero, diviso

Spray da cucina

8 cucchiaini. aceto balsamico

4 cucchiai. olio extravergine d'oliva

4 cucchiaini. scalogno tritato

2 pomodorini d'uva, tagliati a metà

10 tazze di rucola confezionata senza stringere

4 cucchiai. pinoli, tostati

Metodo

Condire i filetti di salmerino alpino con sale e pepe. Cuoceteli in padella per circa 4 minuti su entrambi i lati. Togliere i filetti dalla padella e coprire con carta assorbente. Pulisci la padella dai succhi. Versare l'aceto in una piccola ciotola. Versare lentamente l'olio e frullare fino a quando non si addensa. Aggiungere gli scalogni e mescolare bene. Aggiungete nella padella i pomodori, sale e pepe, scaldatela a fuoco vivace e fate cuocere fino a quando i pomodori si saranno ammorbiditi. Aggiungere il condimento e mescolare bene. Al momento di servire disporre nel piatto un letto di rucola, adagiare il salmerino alpino e su ogni filetto versare il composto di pomodoro. Completate con qualche noce e servite subito.

Godere!

Deliziosa insalata di granchio

ingredienti

2 cucchiai. scorza di limone grattugiata

10 cucchiai. succo di limone fresco, diviso

2 cucchiai. olio extravergine d'oliva

2 cucchiaini. Miele

1 cucchiaino. senape di Digione

1/2 cucchiaino. sale

1/4 cucchiaino. Pepe nero appena macinato

2 tazze di chicchi di mais freschi, circa 2 spighe

1/2 tazza di foglie di basilico affettate sottilmente

1/2 tazza di peperone rosso tritato

4 cucchiai. cipolla rossa tritata finemente

2 libbre di polpa di granchio, pezzi di guscio rimossi

16 fette di pomodoro bistecca maturo spesse 1/4 di pollice

4 tazze di pomodorini, tagliati a metà

Metodo

In una ciotola capiente mescolare insieme la scorza, 6 cucchiai. succo di limone, olio d'oliva, miele, senape, sale e pepe. Rimuovere circa 3 cucchiai. di questo composto e mettere da parte. Aggiungi i restanti 6 cucchiai. mescolare il succo di limone, il mais, il basilico, il peperone rosso, la cipolla rossa e la polpa di granchio con il succo rimanente e mescolare bene. Aggiungete i pomodorini e i pomodorini e mescolate bene. Poco prima di servire versateci sopra il succo conservato e servite subito.

Godere!

Insalata Di Pollo Orzo

ingredienti

1 tazza di orzo crudo

1/2 cucchiaino. scorza di limone grattugiata

6 cucchiai. succo di limone fresco

2 cucchiai. olio extravergine d'oliva

1 cucchiaino. sale kosher

1 cucchiaino. aglio tritato

1/2 cucchiaino. Miele

1/4 cucchiaino. Pepe nero appena macinato

2 tazze di petto di pollo al girarrosto senza pelle e disossato

1 tazza di cetriolo inglese a dadini

1 tazza di peperone rosso

2/3 tazza di cipolle verdi affettate sottilmente

2 cucchiai. aneto fresco tritato

1 tazza di formaggio di capra sbriciolato

Metodo

Preparare l'orzo secondo le istruzioni del produttore. Scolatele e immergetele in acqua fredda, scolatele nuovamente e mettetele in una ciotola capiente. Unisci la scorza di limone, il succo di limone, l'olio, il kosher, l'aglio, il miele e il pepe in una ciotola. Sbattere insieme fino a quando combinato. Versare questo composto sulla pasta preparata e mescolare bene. Mescolare il pollo, il cetriolo, il peperone rosso, le cipolle verdi e l'aneto. Lancia bene. Completare con il formaggio e servire immediatamente.

Godere!

Insalata di ippoglosso e pesche

ingredienti

6 cucchiai. olio extravergine di oliva, diviso

8 filetti di ippoglosso da 6 once

1 cucchiaino. sale kosher, diviso

1 cucchiaino. pepe nero appena macinato, diviso

4 cucchiai. menta fresca tritata

4 cucchiai. succo di limone fresco

2 cucchiaini. sciroppo d'acero

12 tazze di foglie di spinaci novelli

4 pesche medie, tagliate a metà e affettate

1 cetriolo inglese, tagliato a metà nel senso della lunghezza e affettato

1/2 tazza di mandorle a fette tostate

Metodo

Cospargere i filetti di ippoglosso con sale e pepe. Metti il pesce su una padella riscaldata e cuocilo su entrambi i lati per 6 minuti o fino a quando il pesce si sfalda leggermente quando viene tagliato con una forchetta. In una ciotola capiente mescolare insieme sale, pepe, olio, succo di limone, menta e sciroppo d'acero e frullare fino ad ottenere un composto omogeneo. Aggiungete gli spinaci novelli, le pesche e il cetriolo e mescolate bene. Al momento di servire, servire il filetto su un letto di insalata e guarnire con qualche mandorla.

Godere!

Insalata di barbabietole e formaggio blu

ingredienti

2 tazze di foglie di menta fresca strappate

2/3 tazza di cipolla rossa affettata sottilmente verticalmente

Confezione da 2,6 once di cavolo riccio

1/2 tazza di yogurt greco semplice al 2% a ridotto contenuto di grassi

4 cucchiai. latticello senza grassi

4 cucchiaini. aceto di vino bianco

3 cucchiaini. olio extravergine d'oliva

1/2 cucchiaino. sale kosher

1/2 cucchiaino. Pepe nero appena macinato

8 uova grandi sode, tagliate in quarti nel senso della lunghezza

Confezione da 2, 8 once di barbabietole sbucciate e cotte al vapore, tagliate in quarti

1 tazza di noci tritate grossolanamente

4 once di formaggio blu, sbriciolato

Metodo

In una ciotola capiente mescolare insieme la cipolla, il cavolo riccio, le uova, la barbabietola e la menta. In un'altra ciotola mescolare insieme lo yogurt greco, il latticello, l'aceto, l'olio, il sale e il pepe. Frullare fino a quando tutti gli ingredienti saranno ben incorporati. Poco prima di servire versare il condimento sull'insalata e servire guarnendo con le noci e il formaggio.

Insalata verde all'italiana

ingredienti

4 tazze di lattuga romana strappata, lavata e asciugata

2 tazze di scarola spezzettata

2 tazze di radicchio spezzettato

2 tazze di lattuga a foglia rossa strappata

1/2 tazza di cipolle verdi tritate

1 peperone rosso, tagliato ad anelli

1 peperone verde, tagliato ad anelli

24 pomodorini

1/2 tazza di olio di vinaccioli

1/4 tazza di basilico fresco tritato

1/2 tazza di aceto balsamico

1/4 tazza di succo di limone

Sale e pepe a piacere

Metodo

Per l'insalata: mescolare in una ciotola la lattuga romana, la scarola, la lattuga rossa, il radicchio, lo scalogno, i pomodorini, il peperone verde e il peperone rosso.

Per il condimento: in una ciotolina unire il basilico, l'aceto balsamico, l'olio di vinaccioli, il succo di limone e mescolare bene. Condire con sale e pepe.

Poco prima di servire versare il condimento sull'insalata e mescolare bene per ricoprirla. Servire immediatamente.

Godere!

Insalata di broccoli con mirtilli rossi

ingredienti

1/4 di tazza di aceto balsamico

2 cucchiaini. senape di Digione

2 cucchiaini. sciroppo d'acero

2 spicchi d'aglio, tritati

1 cucchiaino. scorza di limone grattugiata

Sale e pepe a piacere

1 tazza di olio di canola

Confezione da 2, 16 once di mix di broccoli e insalata di cavolo

1 tazza di mirtilli rossi secchi

1/2 tazza di cipolle verdi tritate

1/2 tazza di noci pecan tritate

Metodo

Versare l'aceto in una ciotola di medie dimensioni. Aggiungi la senape di Digione, l'aglio, la scorza di limone e lo sciroppo d'acero. Sbattere bene e versare gradualmente l'olio e frullare fino ad ottenere un composto omogeneo. Aggiungi l'insalata di broccoli, le cipolle verdi, i mirtilli rossi secchi e la cipolla in una grande ciotola. Versare il condimento sull'insalata e mescolare bene. Riporre in frigorifero e far riposare per mezz'ora. Completare con le noci pecan e servire immediatamente.

Godere!

Deliziosa insalata Marconi

ingredienti

2 tazze di maccheroni al gomito crudi

1/2 tazza di maionese

2 cucchiai. Aceto bianco distillato

1/3 di tazza di zucchero bianco

1 cucchiaio. e 3/4 cucchiaini. senape gialla preparata

3/4 cucchiaini. sale

1/4 cucchiaino. Pepe nero macinato

1/2 cipolla grande, tritata

1 gambo di sedano, tritato

1/2 peperone verde, senza semi e tritato

2 cucchiai. carota grattugiata, facoltativa

1 cucchiaio. peperoncini tritati, facoltativo

Metodo

Preparare i maccheroni secondo le istruzioni del produttore. Scolare, immergere in acqua fredda e scolare nuovamente. Unisci la maionese, lo zucchero, la senape, l'aceto, il pepe e il sale in una ciotola capiente. Aggiungete il peperone verde, il sedano, i peperoni, la carota e i maccheroni e mescolate bene. Raffreddare per una notte prima di servire.

Godere!

Insalata di patate e pancetta

ingredienti

1 libbra di patate rosse novelle pulite e lavate

3 uova

Pancetta da 1/2 libbra

1/2 cipolla, tritata finemente

1/2 gambo di sedano, tritato finemente

1 tazza di maionese

Sale e pepe a piacere

Metodo

Cuocere le patate in acqua bollente finché saranno tenere. Scolare e raffreddare in frigorifero. Lessate le uova in acqua bollente, immergetele in acqua fredda, sbucciatele e tritatele. Rosolare la pancetta in una padella. Scolare e sbriciolare in pezzi più piccoli. Tagliare le patate fredde a pezzetti. Unisci tutti gli ingredienti in una grande ciotola. Servire freddo.

Godere!

Insalata di lattuga Roquefort

ingredienti

2 cespi di lattuga a foglia, tagliati a pezzetti

6 pere sbucciate, senza torsolo e tritate

10 once di formaggio Roquefort, sbriciolato

2 avocado: sbucciati, snocciolati e tagliati a cubetti

1 tazza di cipolle verdi affettate sottilmente

1/2 tazza di zucchero bianco

1 tazza di noci pecan

2/3 tazza di olio d'oliva

1/4 di tazza e 2 cucchiai. aceto di vino rosso

1 cucchiaio. zucchero bianco

1 cucchiaio. senape preparata

2 spicchi d'aglio, tritati

1 cucchiaino. sale

Pepe nero macinato fresco a piacere

Metodo

Aggiungi 1/2 tazza di zucchero con le noci pecan in una padella. Cuocere a fuoco medio fino a quando lo zucchero si scioglie e le noci pecan si caramellano. Versare lentamente il composto su una carta oleata e far raffreddare. Spezzettatelo e tenetelo da parte. Versare l'olio d'oliva, l'aceto di vino rosso, 1 cucchiaio. zucchero, senape, aglio, pepe e sale in un robot da cucina e frullare fino ad incorporare tutti gli ingredienti. In una grande insalatiera unite tutti gli ingredienti rimasti e versate il condimento. Mescola bene per ricoprire. Completare con le noci pecan caramellate e servire.

Godere!

Insalata di tonno

ingredienti

Lattine da 2,7 once di tonno bianco, sgocciolato e in scaglie

3/4 tazza di maionese o condimento per l'insalata

2 cucchiai. formaggio Parmigiano

1/4 di tazza e 2 cucchiai. dolce condimento di sottaceti

1/4 cucchiaino. fiocchi di cipolla secca tritata

1/2 cucchiaino. Curry in polvere

2 cucchiai. prezzemolo secco

2 cucchiaini. erba secca di aneto

2 pizzichi di aglio in polvere

Metodo

Aggiungere il tonno bianco, la maionese, il parmigiano, il condimento dolce di sottaceti e la cipolla sottaceto in una ciotola di medie dimensioni. Mescolare bene. Cospargere il curry in polvere, il prezzemolo, l'aneto e l'aglio in polvere e mescolare bene. Servire immediatamente.

Godere!

Insalata Di Pasta Antipasto

ingredienti

2 libbre di pasta con conchiglie

Salame genovese da 1/2 libbra, tritato

Salsiccia di peperoni da 1/2 libbra, tritata

1 libbra di formaggio Asiago, tagliato a dadini

Lattine da 2, 6 once di olive nere, scolate e tritate

2 peperoni rossi, tagliati a dadini

2 peperoni verdi, tritati

6 pomodori, tagliati

Confezione da 2,7 once di mix di condimenti per insalata secchi all'italiana

1-1/2 tazze di olio extra vergine di oliva

1/2 tazza di aceto balsamico

1/4 tazza di origano secco

2 cucchiai. prezzemolo secco

2 cucchiai. parmigiano grattugiato

Sale e pepe nero macinato a piacere

Metodo

Cuocere la pasta secondo le indicazioni del produttore. Scolare e immergere in acqua fredda. Scolare nuovamente. Aggiungere la pasta, i peperoni, il salame, le olive nere, il formaggio Asiago, i pomodori, il peperone rosso e il peperone verde in una ciotola capiente. Mescolare bene. Cospargere il mix di condimento e mescolare bene. Coprire con pellicola trasparente e far raffreddare.

Per il condimento: In una ciotola versare l'olio d'oliva, l'origano, l'aceto balsamico, il parmigiano, il prezzemolo, il pepe e il sale. Sbattere bene fino a quando combinato. Poco prima di servire, condire l'insalata con il condimento e mescolare per ricoprire. Servire immediatamente.

Godere!

Insalata Di Pollo Con Pasta Al Sesamo

ingredienti

1/2 tazza di semi di sesamo

Confezioni da 2, 16 once di pasta con papillon

1 tazza di olio vegetale

2/3 tazza di salsa di soia leggera

2/3 tazza di aceto di riso

2 cucchiaini. olio di sesamo

1/4 di tazza e 2 cucchiai. zucchero bianco

1 cucchiaino. zenzero macinato

1/2 cucchiaino. Pepe nero macinato

6 tazze di petto di pollo cotto e tritato

2/3 tazza di coriandolo fresco tritato

2/3 tazza di cipolla verde tritata

Metodo

Tostare leggermente i semi di sesamo in una padella a fuoco medio-alto finché l'aroma non riempie la cucina. Tieni da parte. Cuocere la pasta secondo le indicazioni del produttore. Scolatele, passatele in acqua fredda, scolatele e mettetele in una ciotola. Frullare insieme l'olio vegetale, l'aceto di riso, la salsa di soia, lo zucchero, l'olio di sesamo, lo zenzero, il pepe e i semi di sesamo fino ad incorporare tutti gli ingredienti. Versare il condimento preparato sulla pasta e mescolare bene finché il condimento non ricopre la pasta. Aggiungere le cipolle verdi, il coriandolo e il pollo e mescolare bene. Servire immediatamente.

Godere!

Insalata Di Patate Tradizionale

ingredienti

10 patate

6 uova

2 tazze di sedano tritato

1 tazza di cipolla tritata

1 tazza di salsa di sottaceti dolci

1/2 cucchiaino. sale all'aglio

1/2 cucchiaino. sale al sedano

2 cucchiai. senape preparata

Pepe nero macinato a piacere

1/2 tazza di maionese

Metodo

Cuocere le patate in una pentola con acqua salata bollente finché saranno tenere, ma non molli. Scolare l'acqua e sbucciare le patate. Tagliare a pezzetti. Lessate le uova, sbucciatele e tritatele. Unisci delicatamente tutti gli ingredienti insieme in una ciotola capiente. Non essere troppo duro altrimenti finirai per rompere le patate e le uova. Servire freddo.

Godere!

Tabbouleh di quinoa

ingredienti

4 tazze d'acqua

2 tazze di quinoa

2 pizzichi di sale

1/2 tazza di olio d'oliva

1 cucchiaino. sale marino

1/2 tazza di succo di limone

6 pomodori, tagliati a cubetti

2 cetrioli, tagliati a dadini

4 mazzi di cipolle verdi, tagliate a dadini

4 carote, grattugiate

2 tazze di prezzemolo fresco, tritato

Metodo

Fai bollire un po' d'acqua in una pentola. Aggiungete un pizzico di sale e la quinoa. Coprite la pentola con un coperchio e lasciate cuocere il liquido per circa 15-20 minuti. Una volta cotta, toglietela dal fuoco e mescolatela con una forchetta per farla raffreddare più velocemente. Mentre la quinoa si raffredda, mettete il resto degli ingredienti in una ciotola capiente. Aggiungete la quinoa raffreddata e mescolate bene. Servire immediatamente.

Godere!

Insalata congelata

ingredienti

2 tazze di yogurt

2 tazze di panna fresca

1 tazza di maccheroni cotti

2-3 peperoncini, tritati

3 cucchiai. coriandolo tritato

3 cucchiaini. zucchero

Sale a piacere

Metodo

Unisci tutti gli ingredienti in una grande ciotola e metti in frigorifero per una notte. Servire freddo.

Godere!

Insalata di fragole e feta

ingredienti

1/2 tazza di mandorle a scaglie

1 spicchio d'aglio, tritato

1/2 cucchiaino. Miele

1/2 cucchiaino. senape di Digione

2 cucchiai. aceto di lamponi

1 cucchiaio. aceto balsamico

1 cucchiaio. zucchero di canna

1/2 tazza di olio vegetale

1/2 cespo di lattuga romana, spezzettato

1 tazza di fragole fresche, affettate

1/2 tazza di formaggio feta sbriciolato

Metodo

Tostare le mandorle in una padella a fuoco medio. Tieni da parte. Unisci in una ciotola il miele, l'aglio, la senape, i due aceti, l'olio vegetale e lo zucchero di canna. Mescolare tutti gli ingredienti con le mandorle tostate in un'insalatiera capiente. Versare il condimento appena prima di servire, mescolare bene per ricoprire e servire immediatamente.

Godere!

Insalata Di Cetrioli Raffreddante

ingredienti

2 cetrioli grandi, tagliati a pezzi da ½ pollice

1 tazza di yogurt intero

2 cucchiaini. erba di aneto, tritata finemente

Sale a piacere

Metodo

Sbattere lo yogurt fino a renderlo liscio. Aggiungere il cetriolo, l'aneto e il sale e mescolare bene. Lasciare raffreddare per una notte e servire condito con un po' di aneto.

Godere!

Insalata colorata

ingredienti

2 tazze di chicchi di mais, bolliti

1 peperone verde, tagliato a dadini

1 peperone rosso, tagliato a dadini

1 peperone giallo, tagliato a dadini

2 pomodori, privati dei semi, tagliati a dadini

2 patate, bollite, a dadini

1 tazza di succo di limone

2 cucchiaini. polvere secca di mango

Sale a piacere

2 cucchiai. coriandolo, tritato, per guarnire

Metodo

Unisci tutti gli ingredienti tranne il coriandolo in una ciotola capiente.

Condire a piacere. Rilassati durante la notte. Completare con coriandolo appena prima di servire.

Godere!

Insalata di ceci

ingredienti

1 lattina da 15 once di ceci, scolati

1 cetriolo, tagliato a metà nel senso della lunghezza e affettato

6 pomodorini, tagliati a metà

1/4 cipolla rossa, tritata

1 spicchio d'aglio, tritato

1/2 lattina da 15 once di olive nere, scolate e tritate

1/2 oncia di formaggio feta sbriciolato

1/4 tazza di condimento per insalata all'italiana

1/4 limone, spremuto

1/4 cucchiaino. sale all'aglio

1/4 cucchiaino. Pepe nero macinato

1 cucchiaio. crema per guarnire

Metodo

Mescolare tutti gli ingredienti insieme in una ciotola capiente e riporre in frigorifero per almeno 3 ore prima di servire.

Unisci fagioli, cetrioli, pomodori, cipolla rossa, aglio, olive, formaggio, condimento per l'insalata, succo di limone, sale all'aglio e pepe. Mescolare e conservare in frigorifero 2 ore prima di servire. Servire freddo. Servire condito con la panna.

Godere!

Insalata piccante di avocado e cetrioli

ingredienti

4 cetrioli medi, a cubetti

4 avocado, a cubetti

1/2 tazza di coriandolo fresco tritato

2 spicchi d'aglio, tritati

1/4 tazza di cipolle verdi tritate, opzionale

1/2 cucchiaino. sale

pepe nero a piacere

1/2 limone grande

2 lime

Metodo

Unisci tutti gli ingredienti tranne il succo di lime in una ciotola capiente.

Conservare in frigorifero per almeno un'ora. Versare il succo di lime sull'insalata poco prima di servire e servire subito.

Godere!

Insalata di basilico, feta e pomodori

ingredienti

12 roma, pomodorini, tagliati a dadini

2 cetrioli piccoli: sbucciati, tagliati in quarti nel senso della lunghezza e tritati

6 cipolle verdi, tritate

1/2 tazza di foglie di basilico fresco, tagliate a strisce sottili

1/4 di tazza e 2 cucchiai. olio d'oliva

1/4 di tazza di aceto balsamico

1/4 di tazza e 2 cucchiai. formaggio feta sbriciolato

sale e pepe nero appena macinato a piacere

Metodo

Unisci tutti gli ingredienti insieme in una grande insalatiera. Aggiustare il condimento a piacere e servire subito.

Godere!

Insalata Di Pasta E Spinaci

ingredienti

Confezione da 1/2, 12 once di pasta farfalle

5 once di spinaci novelli, sciacquati e tagliati a pezzetti

1 oncia di formaggio feta sbriciolato con basilico e pomodoro

1/2 cipolla rossa, tritata

1/2 lattina da 15 once di olive nere, scolate e tritate

1/2 tazza di condimento per insalata all'italiana

2 spicchi d'aglio, tritati

1/2 limone, spremuto

1/4 cucchiaino. sale all'aglio

1/4 cucchiaino. Pepe nero macinato

Metodo

Preparare la pasta secondo le istruzioni del produttore. Scolare e immergere in acqua fredda. Scolare nuovamente e mettere in una grande ciotola. Aggiungere gli spinaci, il formaggio, le olive e le cipolle rosse. In un'altra ciotola unire insieme il condimento per l'insalata, il succo di limone, l'aglio, il pepe e il sale all'aglio. Sbattere fino a quando combinato. Versare sull'insalata e servire subito.

Godere!

Orzo con basilico e pomodori secchi

ingredienti

1 tazza di pasta d'orzo cruda

1/4 tazza di foglie di basilico fresco tritate

2 cucchiai. e 2 cucchiaini. pomodori secchi tritati e sott'olio

1 cucchiaio. olio d'oliva

1/4 di tazza e 2 cucchiai. parmigiano grattugiato

1/4 cucchiaino. sale

1/4 cucchiaino. Pepe nero macinato

Metodo

Preparare la pasta secondo le istruzioni del produttore. Scolare e immergere in acqua fredda. Scolate nuovamente e tenete da parte. In un robot da cucina mettete i pomodori secchi e il basilico e frullate fino ad ottenere un composto omogeneo. Unisci tutti gli ingredienti in una ciotola capiente e mescola bene. Condire a piacere. Questa insalata può essere servita a temperatura ambiente o fredda.

Godere!

Insalata Di Pollo Cremosa

ingredienti

2 tazze di maionese

2 cucchiai. zucchero, o più a seconda della dolcezza della maionese

2 cucchiaini. pepe

1 petto di pollo, disossato e senza pelle

1 pizzico di aglio in polvere

1 pizzico di cipolla in polvere

1 cucchiaio. coriandolo tritato

Sale, a piacere

Metodo

Friggere il petto di pollo fino a cottura. Raffreddare e tagliare a pezzetti.

Unisci tutti gli ingredienti in una ciotola capiente e mescola bene. Condire a piacere e servire freddo.

Godere!

Sfida rinfrescante di Green Gram e yogurt

ingredienti

2 tazze di grammo verde

1 tazza di yogurt denso

1 cucchiaino. peperoncino in polvere

2 cucchiai. zucchero

Sale, a piacere

Metodo

Fai bollire una pentola d'acqua e aggiungi un pizzico di sale e il grammo verde. Cuocere fino quasi a cottura e scolare. Sciacquare sotto l'acqua fredda e mettere da parte. Sbattere lo yogurt fino a renderlo liscio. Aggiungete il peperoncino in polvere, lo zucchero e il sale e mescolate bene. Fate raffreddare lo yogurt in frigorifero per qualche ora. Poco prima di servire, versare il grammo verde in un piatto da portata e servire condito con lo yogurt preparato. Servire immediatamente.

Godere!

Insalata di avocado e rucola condita con feta sbriciolata

ingredienti

1 avocado maturo, lavato

Una manciata di foglie di rucola

1 pompelmo rosa, semi privati

3 cucchiai. aceto balsamico

4 cucchiai. olio d'oliva

1 cucchiaino. mostarda

½ tazza di formaggio feta, sbriciolato

Metodo

Togliere la parte carnosa dell'avocado e metterla in una ciotola. Aggiungere l'aceto balsamico e l'olio d'oliva e frullare fino a ottenere un composto omogeneo. Aggiungete il resto degli ingredienti tranne la feta e mescolate bene. Servire condito con la feta sbriciolata.

Godere!

Insalata Di Gram Verde Germogliata

ingredienti

1 tazza di germogli verdi

1/4 tazza di cetriolo senza semi e tagliato a dadini

1/4 tazza di pomodoro tritato e senza semi

2 cucchiai. e 2 cucchiaini. cipolle verdi tritate

1 cucchiaio. coriandolo fresco tritato

1/4 tazza di ravanelli affettati sottili, opzionale

1-1/2 cucchiaino. olio d'oliva

1 cucchiaio. succo di limone

1-1/2 cucchiaino. aceto di vino bianco

3/4 cucchiaini. origano secco

1/4 cucchiaino. polvere d'aglio

3/4 cucchiaini. Curry in polvere

1/4 cucchiaino. senape in polvere

1/2 pizzico di sale e pepe a piacere

Metodo

Unisci tutti gli ingredienti in una grande ciotola e mescola fino a quando tutti gli ingredienti saranno ricoperti di olio. Fate raffreddare in frigorifero per qualche ora prima di servire.

Godere!

Insalata di ceci sana

ingredienti

2-1/4 libbre di ceci, sgocciolati

1/4 tazza di cipolla rossa, tritata

4 spicchi d'aglio, tritati

2 pomodori, tritati

1 tazza di prezzemolo tritato

1/4 di tazza e 2 cucchiai. olio d'oliva

2 cucchiai. succo di limone

Sale e pepe a piacere

Metodo

Unisci tutti gli ingredienti in una grande ciotola e mescola bene. Refrigerare durante la notte. Servire freddo.

Godere!

Insalata di pancetta e piselli con salsa ranch

ingredienti

8 fette di pancetta

8 tazze d'acqua

Confezione da 2, 16 once di piselli surgelati

2/3 tazza di cipolle tritate

1 tazza di salsa Ranch

1 tazza di formaggio Cheddar grattugiato

Metodo

Rosolare la pancetta in una padella ampia a fuoco alto. Scolare il grasso e sbriciolare la pancetta e tenere da parte. In una pentola capiente fate bollire un po' d'acqua e aggiungete i piselli. Cuocere i piselli solo per un minuto e scolarli. Immergetela in acqua fredda e scolatela nuovamente. In una grande ciotola unire la pancetta sbriciolata, i piselli bolliti, la cipolla, il formaggio Cheddar e il condimento Ranch. Mescolare bene e conservare in frigorifero. Servire freddo.

Godere!

Insalata Di Asparagi Croccanti

ingredienti

1-1/2 cucchiaino. aceto di riso

1/2 cucchiaino. aceto di vino rosso

1/2 cucchiaino. salsa di soia

1/2 cucchiaino. zucchero bianco

1/2 cucchiaino. senape di Digione

1 cucchiaio. Olio di arachidi

1-1/2 cucchiaino. olio di sesamo

Asparagi freschi da 3/4 libbre, tagliati e tagliati in pezzi da 2 pollici

1-1/2 cucchiaino. semi di sesamo

Metodo

In una piccola ciotola aggiungere l'aceto di riso, l'aceto di vino di riso, lo zucchero, la salsa di soia e la senape. Versate lentamente gli oli, continuando a frullare, in modo da emulsionare insieme i liquidi. Riempite una pentola con acqua e aggiungete un pizzico di sale. Portare ad ebollizione. Metti gli asparagi nell'acqua e cuocili per 5 minuti o fino a quando saranno teneri ma non molli. Scolare e immergere in acqua fredda. Scolare nuovamente e riporre in una ciotola capiente. Versare il condimento preparato sugli asparagi e mescolare finché il condimento non ricopre gli asparagi. Completate con qualche seme di sesamo e servite subito.

Godere!

Deliziosa insalata di pollo

ingredienti

2 cucchiai. brodo di pollo senza grassi e meno ricco di sodio

1 cucchiaio. aceto di vino di riso

1/2 cucchiaio. Salsa di pesce tailandese

1/2 cucchiaio. salsa di soia a basso contenuto di sodio

1/2 cucchiaio. aglio tritato

1 cucchiaino. zucchero

Petti di pollo da 1/2 libbra, senza pelle, disossati, tagliati a pezzetti

1/2 cucchiaio. Olio di arachidi

2 tazze di insalata mista

2 cucchiai. basilico fresco, tritato

2 cucchiai. cipolla rossa, affettata sottilmente

1 cucchiaio. arachidi tostate a secco tritate finemente e non salate

Spicchi di lime, facoltativi

Metodo

In una ciotola di medie dimensioni unire il brodo di pollo, l'aceto di vino di riso, la salsa di pesce tailandese, la salsa di soia a basso contenuto di sodio, l'aglio e lo zucchero. Mettete i pezzi di pollo in questa marinata e ricoprite il pollo con il composto e tenete da parte per qualche minuto. Aggiungere l'olio in una padella capiente e scaldare a fuoco medio. Togliere i pezzi di pollo dalla marinata e cuocerli nella padella riscaldata per circa 4-5 minuti o fino a completa cottura. Versare la marinata e cuocere a fuoco basso finché il sugo non si sarà addensato. Togliere dal fuoco. In una grande ciotola mescolare insieme le verdure, il basilico e il pollo e mescolare bene fino a ricoprirli. Servire l'insalata condita con cipolla e arachidi con spicchi di limone a parte.

Godere!

Insalata sana di verdure e noodles di Soba

ingredienti

2 confezioni da 8 once di spaghetti di soba

2 tazze e ½ di semi di soia verde congelati

1 tazza e ½ di carote, tagliate a julienne

2/3 tazza di cipolle verdi, affettate

4 cucchiai. coriandolo fresco, tritato

3 cucchiaini. peperoncino serrano, tritato

2 libbre di gamberetti, sbucciati e privati dei peli

1/2 cucchiaino. sale

1/2 cucchiaino. Pepe nero

Spray da cucina

2 cucchiai. succo d'arancia fresco

2 cucchiai. succo di lime fresco

1 cucchiaio. salsa di soia a basso contenuto di sodio

1 cucchiaio. olio di sesamo scuro

1 cucchiaio. olio d'oliva

Metodo

Mettete a bollire una pentola d'acqua e cuocete le tagliatelle fino quasi a cottura. In una padella cuocere i semi di soia per 1 minuto o fino a quando saranno ben caldi. Togliere dalla padella e scolare. Mescolare insieme le tagliatelle con le carote, le cipolle, il coriandolo e il peperoncino. Spruzzare una padella grande con un po' di spray da cucina e scaldare a fuoco medio. Condire i gamberi con sale e pepe. Mettete i gamberi nella padella e cuoceteli fino a cottura. Aggiungere i gamberetti al composto di pasta. In una piccola ciotola aggiungete il succo d'arancia e gli altri ingredienti e mescolate bene. Versare il condimento sul composto di pasta e mescolare bene fino a ricoprirlo.

Godere!

Insalata di lattuga e crescione con salsa di acciughe

ingredienti

Vestirsi:

1 tazza di yogurt bianco senza grassi

1/2 tazza di maionese a basso contenuto di grassi

4 cucchiai. prezzemolo fresco a foglia piatta tritato

6 cucchiai. cipolle verdi tritate

2 cucchiai. erba cipollina fresca tritata

6 cucchiai. aceto di vino bianco

4 cucchiaini. pasta di acciughe

2 cucchiaini. dragoncello fresco tritato

1/2 cucchiaino. Pepe nero appena macinato

1/4 cucchiaino. sale

2 spicchi d'aglio, tritati

Insalata:

16 tazze di lattuga romana strappata

2 tazze di crescione tagliato

3 tazze di petto di pollo cotto tritato

4 pomodori, ciascuno tagliato in 8 spicchi, circa 1 libbra

4 uova grandi sode, ciascuna tagliata in 4 spicchi

1 tazza di avocado sbucciato a dadini

1/2 tazza, 1 1/2 once di formaggio blu sbriciolato

Metodo

Mettete tutti gli ingredienti necessari per il condimento in un robot da cucina, giratelo e frullate fino ad ottenere un composto omogeneo. Refrigerare. In una ciotola capiente mettete tutti gli ingredienti per l'insalata e mescolate bene. Versare sopra il condimento appena prima di servire.

Godere!

Insalata Gialla Semplice

ingredienti

1 pannocchia di mais Giallo

Un filo di olio extra vergine di oliva

1 Zucca gialla fresca

3 Pomodori freschi a grappolo giallo

3-4 foglie di basilico fresco

Un pizzico di sale a piacere

Pepe nero appena macinato per spolverare

Metodo

Per prima cosa, taglia i chicchi dal mais. Tagliare a fette la zucca gialla fresca e i pomodorini gialli freschi. Ora prendi una padella e aggiungi un filo d'olio d'oliva e fai rosolare il mais e la zucca finché sono teneri. In una ciotola aggiungete tutti gli ingredienti e condite a piacere. Mescolare e servire.

Godere!

Insalata di agrumi e basilico

ingredienti

Olio extravergine d'oliva

2 Arance, spremute

1 Succo di limone fresco

1 scorza di limone

1 cucchiaio. di miele

Un filo di aceto di vino bianco

Pizzico di sale

2-3 foglie di basilico fresco, tritate

Metodo

Prendi una grande insalatiera e aggiungi l'olio extra vergine di oliva, il succo fresco di limone e arancia e mescola bene. Aggiungere poi la scorza di limone, il miele, l'aceto di vino bianco, le foglie di basilico fresco e cospargere di sale a piacere. Mescolare bene per mescolare. Riponete poi in frigorifero a raffreddare e servite.

Godere!

Insalata Di Pretzel Semplice

ingredienti

1 Confezione di pretzel

Sale per cospargere

2/3 tazza di olio di arachidi

Condimento per l'insalata con aglio ed erbe aromatiche, potete utilizzare il condimento per l'insalata che preferite, a seconda dei vostri gusti

Metodo

Prendi una grande borsa per mescolare. Ora aggiungi i pretzel, l'olio di arachidi, la miscela di condimento per l'insalata con aglio ed erbe o qualsiasi altro condimento per l'insalata. Cospargere un po' di sale per condire. Ora agitate bene il sacchetto in modo che i pretzel siano ricoperti in modo uniforme. Servitelo immediatamente.

Godere!

www.ingramcontent.com/pod-product-compliance
Lightning Source LLC
Chambersburg PA
CBHW050618130526
44591CB00044B/1398